FOODS TO LOWER BLOOD SUGAR WORD PUZZLE

TO:

FROM:

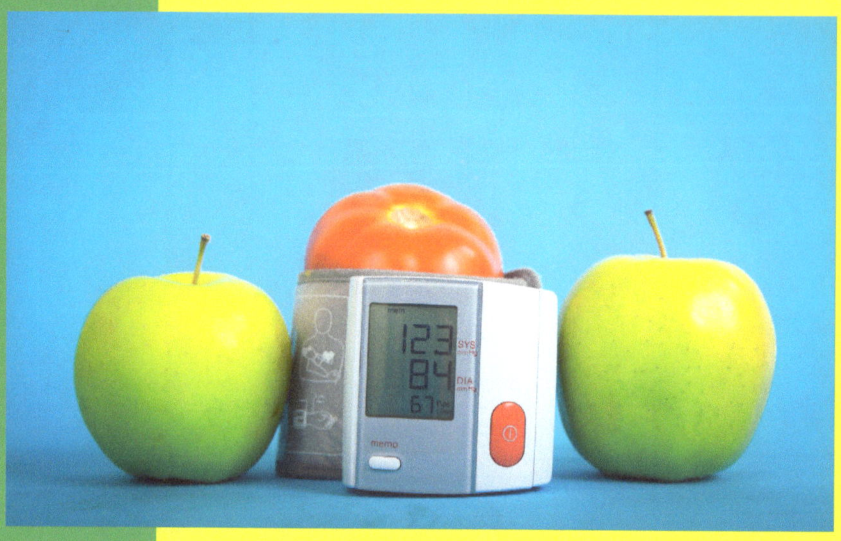

JOY VIZANTE

Blood Pressure Word Search Fun

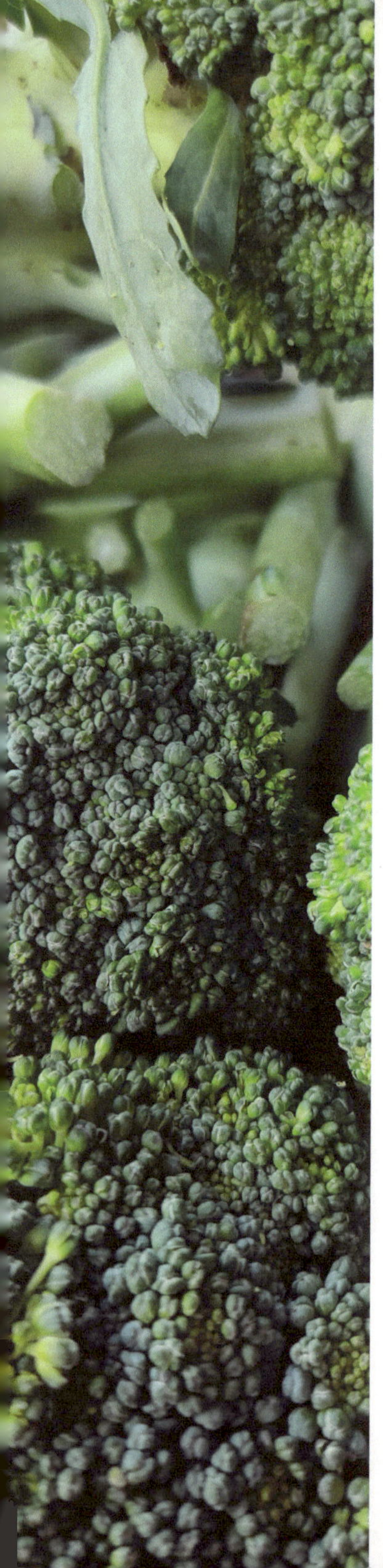

Broccoli and broccoli sprouts

Sulforaphane has blood-sugar-reducing properties and is a type of isothiocyanate.

This plant chemical is produced when broccoli is chopped or chewed due to a reaction between a glucosinolate compound called glucoraphanin and the enzyme myrosinase, both of which are concentrated in broccoli.

Puzzle #1

```
X G O C H E M I C A L W U E E
Q F L D C K I M L L Y B H N T
Z B A U S Z X U P O M K A Z U
A C T I C D B N S M C H I Y O
Y S D G U O V B D R P C L M R
H Z M B J U S H J A E F O E P
R X U P I Y P I R R L Z M R S
T U R P A H L O N C P X Y X B
Q O C Z H M F Z R O U R G M C
D G H O B L U K R T L O T F C
Q F D Z U O O P S K S A X D V
J O K S D L O R Y S F S T D A
E Z N P W L R Q B H K R L E G
E Q I X F Z P M K D J O N I X
Q L I D R W K F Z E J P E O T
```

broccoli chemical enzyme

glucosinolate sprout Sulforaphane

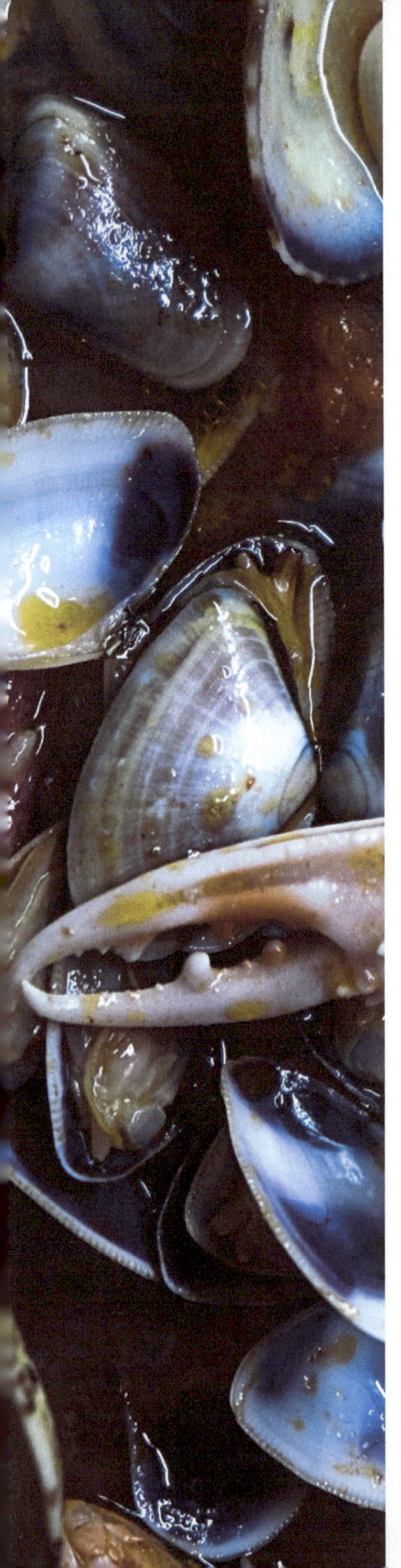

Seafood

Seafood offers a valuable source of protein, healthy fats, vitamins, minerals, and antioxidants that may help regulate blood sugar levels. This includes fish and shellfish,

Puzzle #2

```
N I E T O R P Y P M S P N G R
A O R C A N P R H H W B M U L
U O A U D L A F E T S X A B H
F B T Z L G B L D M L G E L C
Z R M Z U B L Y T K L A F Z J
F B T S O F E V B R I W E X T
U S T O I F T Z N Z X R M H T
O E I S C L A R M B E O A L X
O A H P N R L T C K G J P S J
G F C E T E U P O H J E J J F
P O P N U E G X Z O S G C I T
S O L V W H E N B Y K E R B G
R D O V J N R M E N Z F E W B
N K K U T S D X Q O S O Z A A
V M Z U M T M U Q M C L K D R
```

healthy protein regulate

seafood shellfish sugar

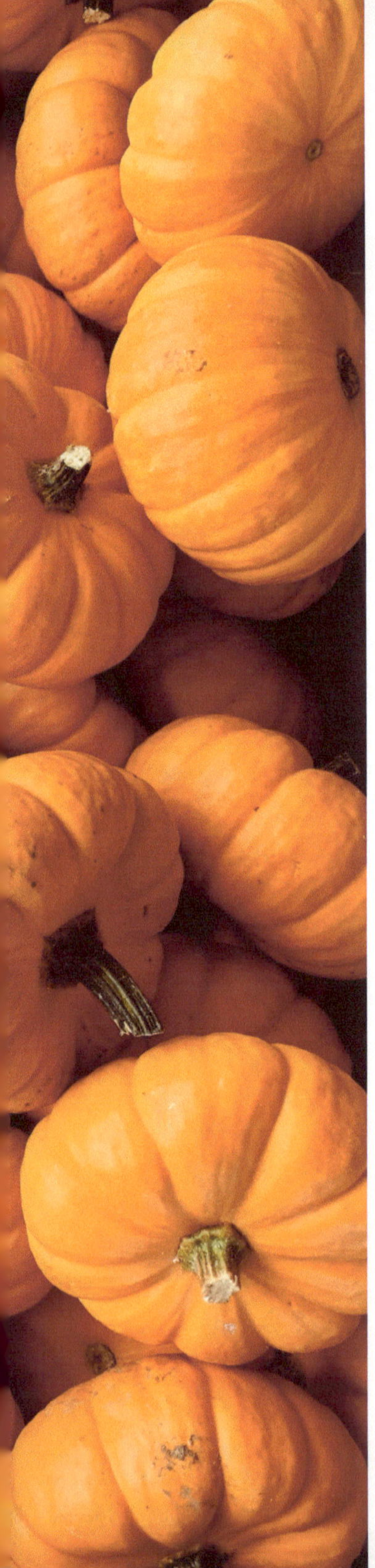

Pumpkin

Brightly colored and packed with fiber and antioxidants, pumpkin is a great option for blood sugar regulation. In fact, pumpkin has been used as a traditional diabetic remedy in some countries like Mexico and Iran.

Puzzle #3

```
R R I O F F I R G U R H B Q Z
H E K N I K P M U P E K B A S
O U M D Z E H G N J B G F T G
R I W E P P F H J V I I N Z M
R O E X D M D V L E F A C W M
Y Z L W L Y N P B L D I D S K
W G Q O X U W X Q I U B A O U
X V W A C B R I X P A Q A Z Q
P J T D X W M O F C Q V X B S
B A S M R D I A B E T I C X Y
U K M X V T R M O G I U R J L
C W P W N F M Q R B W O R C G
Q V E A Y F Z Z R R C H P M S
U Z K L H E D X I U R A T V B
P O X T O O Y S F O H X V K R
```

antioxidants color diabetic

fiber pumpkin remedy

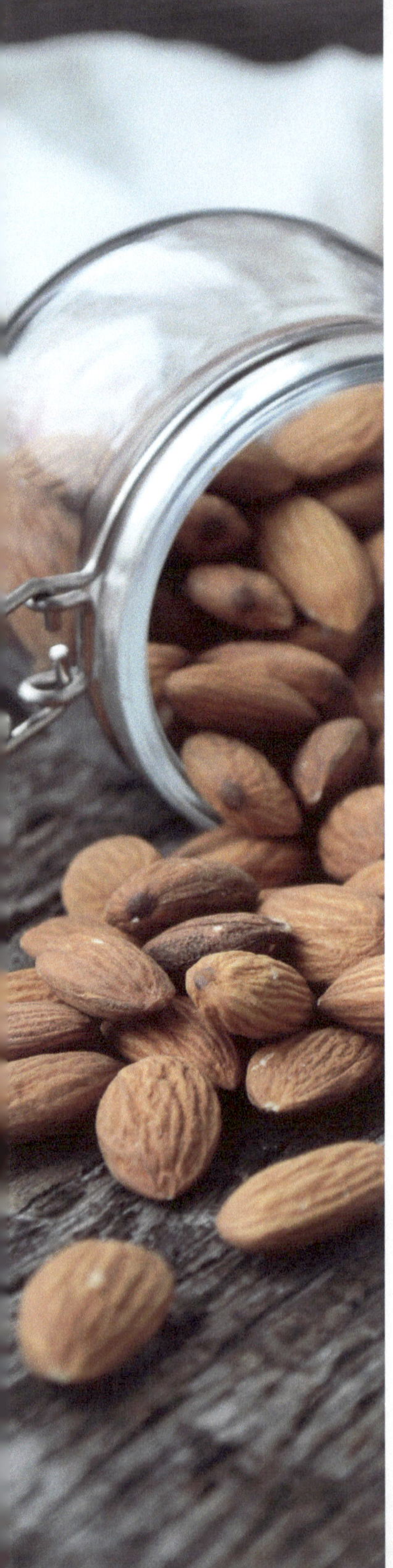

Nuts

Studies have shown people with type 2 diabetes have demonstrated, consuming both peanuts and almonds throughout the day as part of a low carb diet reduced both fasting and post-meal blood sugar levels.

Puzzle #4

```
W I H F C F S Q Z A D D J C W
F B W F N H U A A I Z D O R F
D A L I K T E C A K R B I Z P
L Q M Z I G E B J A P A M X P
P U S U M L E S D N O M L A J
E X I Z E T M C L S D B O M C
A T C V E Q I K F A Y U F F O
N K E S N E H Q F N E E C W B
U L C N V V Y U Y B P M W O U
T K T S O F A D Y E D H K K L
Q J H H E E W O M F Y T F A J
R R K Z F B C O S B X K N E J
P G E J W S R L U W O C I D C
Q J S B I N F B X E F F U G H
F R Y D D O D G V Y D A N S T
```

almonds blood diabetes

level meal peanut

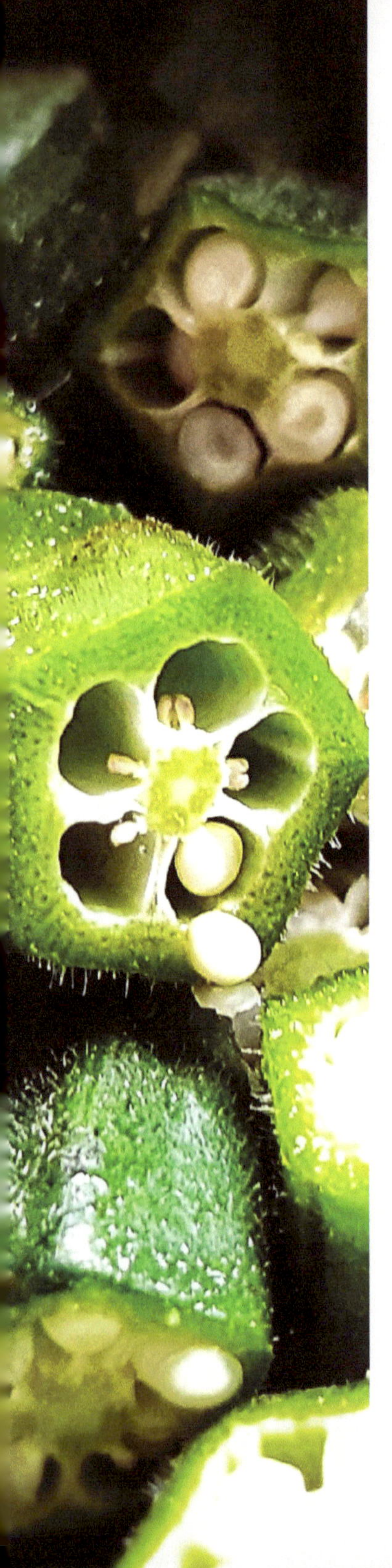

Okra

Okra is actually a fruit that is commonly utilized like a vegetable. It is a rich source of blood-sugar-lowering compounds like polysaccharides and flavonoid antioxidants.

Puzzle #5

```
X T Y L F J L F W W P K Z B R
S U U M C A V C S N V K C F R
Q V X Q O Q B F G Y D D O R B
V E G E T A B L E U T Y M P F
R Q B C Z Z S F Y Y K F P R S
O Q Q G J B F O U L L H O Q M
R Z V P P G Y L U A D H U Z S
E E Y U A Z X T V R D C N F A
R C F P R P J A N C C E D T D
K N M A T O N S T V V E R G Z
Q C V I A O H A L A P O X X I
L Q U K I W K R A M Q S B F D
Y R F D S N L K C Z T E J G D
F A C P K R T O I P O L S W M
H O U Q U M K B O W C G R B X
```

compound   flavanoid   fruit

okra   source   vegetable

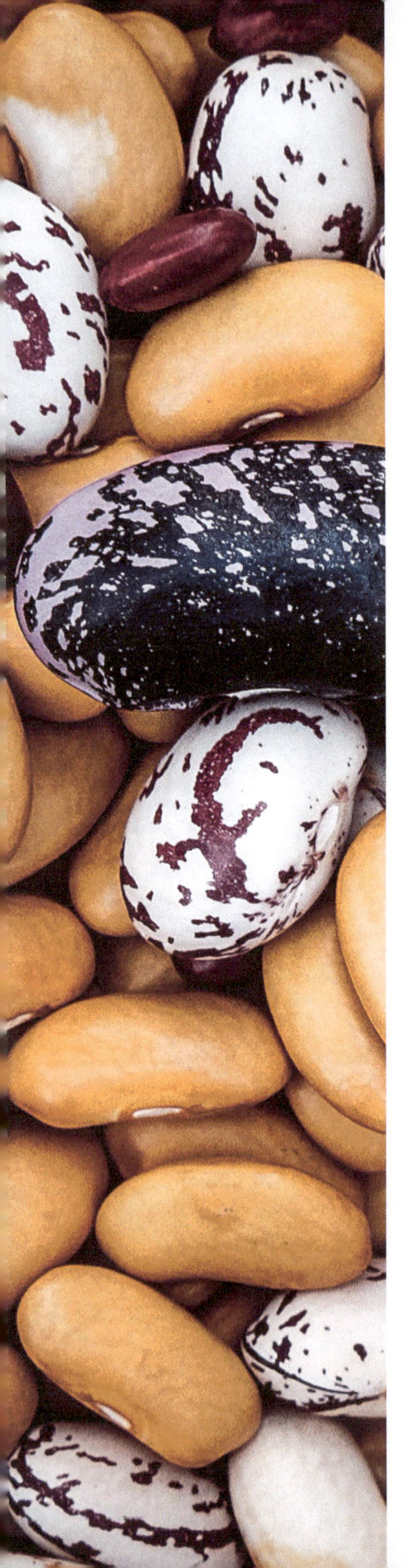

Beans and lentils

Beans and lentils can help lower blood sugar and are rich in nutrients, such as magnesium, fiber, and protein, They are particularly high in soluble fiber and resistant starch which helps slow digestion and may improve blood sugar response after meals.

Puzzle #6

```
B X S G Z X S D T E W X J V H
Q S N P B M U I S E N G A M C
C T A H E J J J Y O X Q I P R
Z Y E S A C T I M O Z D T A A
E N R U N P R X P H Y Q V N T
O E K D S F K X J L R Z O L S
K C A A O G G P E D Z I V E F
S A J C H X N N B D T G O H D
D O R U F W T R T S C M M S K
Y D J Q S I S W E F X R W O K
F Q I Z L G T G G B Y B Y U K
K J X Q J W I Y A K I C B J T
U L E N Q D N F N X M F S M T
T E D O B A M T C Z Z E L Z Q
J W H F Z C C X G L T J B S P
```

beans digestion fiber

lentil magnesium starch

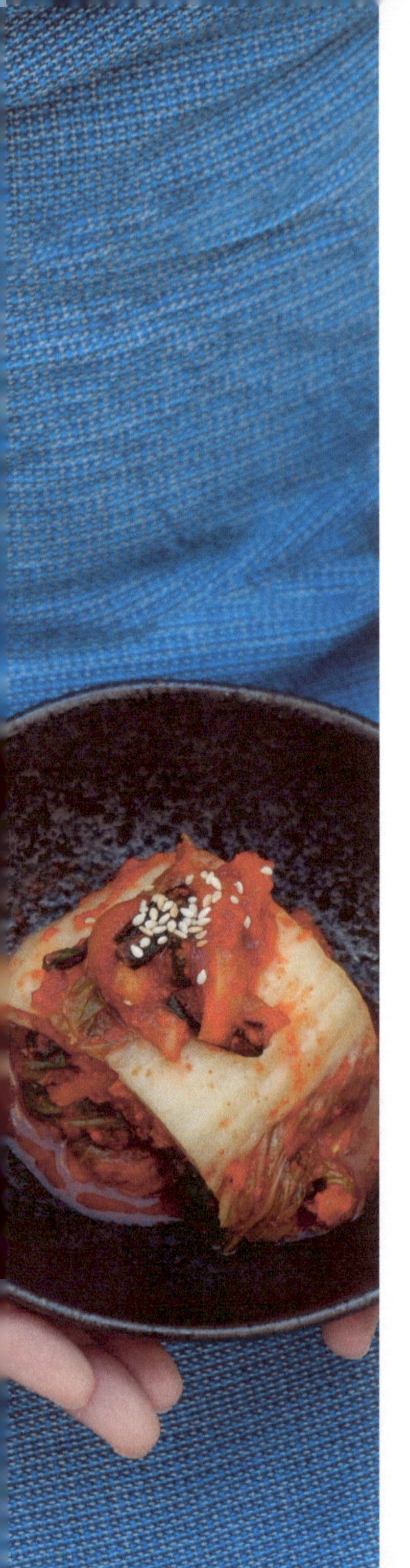

Kimchi and sauerkraut

Eating fermented foods has been associated with improved blood sugar and insulin sensitivity. Some examples are kimchi and sauerkraut which are packed with health-promoting compounds, including probiotics, minerals, and antioxidants,

Puzzle #7

```
Y M N R F D D H G R S Q X J S
G N Z K I Z N V L O L R D A C
C Q L V R T L U O Q O S U X I
X X L U Q W L X O R A E G S T
A C K R O Q F F Y P R R T M O
E E B I P D P Z Z Z J K M N G P I
J F M Z T Q E N R H A O L D B
H I C I Q N Q A X D Y V C F O
V J H E W N U V I T P T K I R
C E I O X T B X X K U A V W P
H T L A E H O N L G H K S P S
A B I Z V I P A F U U H X C K
Z A T L T U T V X N V U S B B
H E D N Z C E R N O Y N G Q N
R K A L Z U F Q C V N L Y B D
```

antioxidants compound health

kimchi probiotics sauerkraut

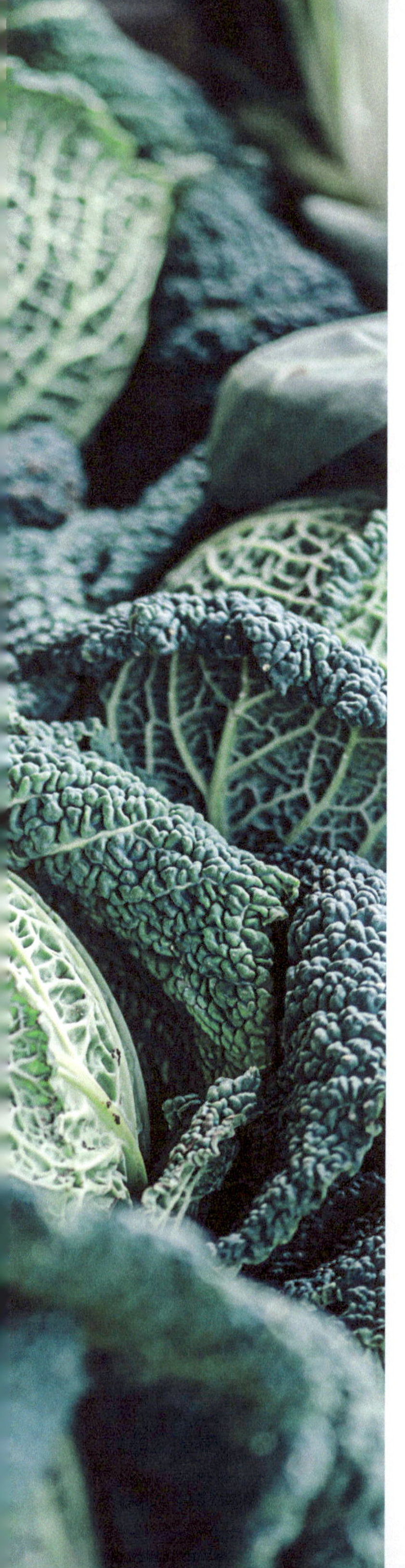

Kale

Kale is referred to as a "superfood" and for good reason. It's packed with wonderful compounds that may help decrease blood sugar levels, including fiber and flavonoid antioxidants.

Puzzle #8

```
E L L T R J Z E F L R X X P E
C S W L M C C K M I A A N F X
B P A H Z C M N H H P C I S F
Y B X E O P P J L V D P P B F
L V N P R E A S O N P X S I F
P X X X A C M F C Y Y R X N B
N X G E U S E C S S R H O E P
Y B X X I U B D O V J U C X B
N Y D O O F R E P U S D G C R
G F A P R K B R Y K K O R Y M
S A P A A X D S T H Z O B J L
D X G L W C I M P X T L O F R
Z U E R B H L B N F Q B I I J
S D N G B W Z L W E A U Q H J
I F C P H B V C C L Q K Z N O
```

blood decrease kale

reason sugar superfood

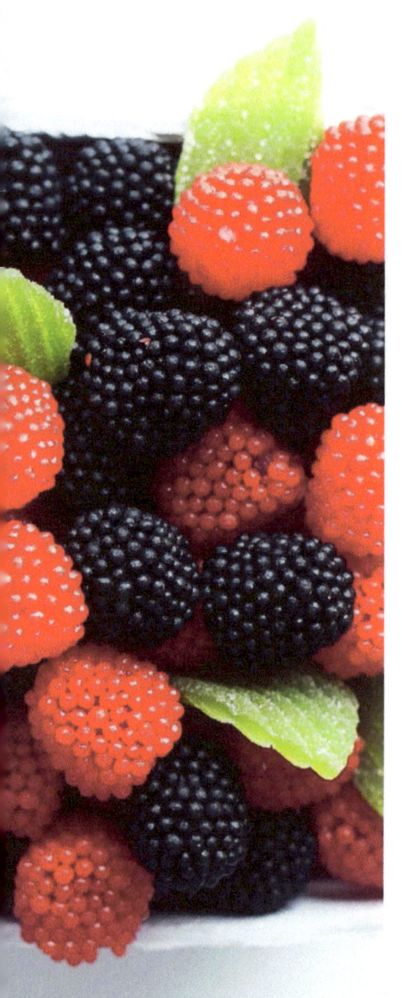

Berries

Numerous studies show berries intake may help to improve blood sugar control. Berries are loaded with fiber, vitamins, minerals, and antioxidants, and an excellent choice for people with blood sugar management issues.

Puzzle #9

```
E U W E T C Q E I G M T K C Q
Q S U Z L T M K U C H N Q P R
E H K C W A Z B P J W E T A U
H K Z F H P R P N T N L M I N
T T H R W Q A E S S P L D H P
K F Z Y F Z U O N B Q E L R B
F H D L R M U S O I L C Z E F
J I S F S H Z P R L M X F C P
C I B D C P C K E W B E O Y L
J C E Y K F F J E I T N E A E
V C R N I M A T I V T C V T A
Y R R U N F K L B R I R Z C D
B C Y B N D R N O O H Z O H S
B Y V U B R H L H Y A E Y T O
O O D H O D N C A I M M M G K
```

berry choice control

excellent mineral vitamin

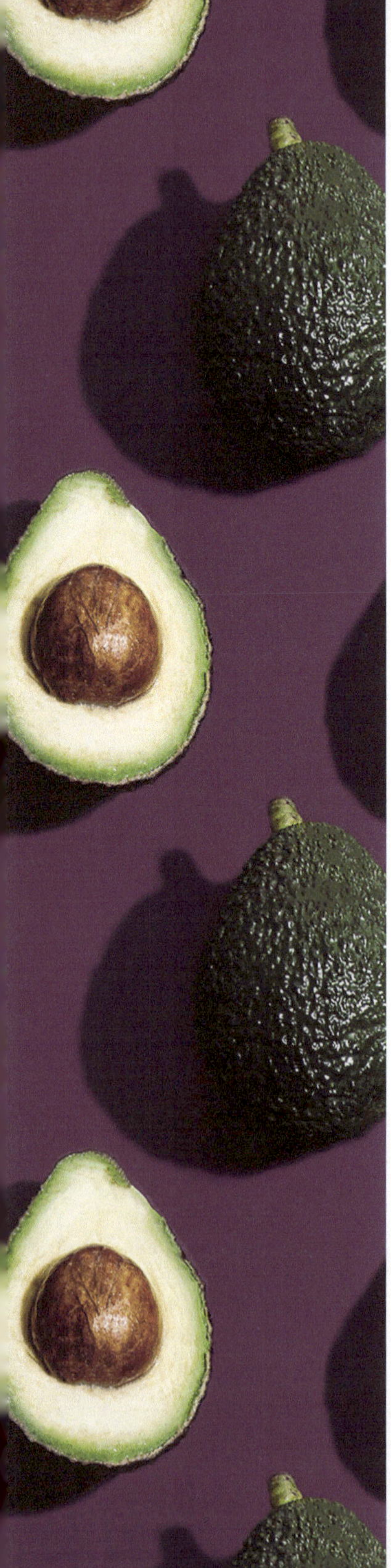

Avocados

Creamy and delicious, there are significant benefits of avocados which help with blood sugar regulation. They're rich in healthy fats, fiber, vitamins, and minerals, and when you add them to meals, they have shown in some cases to improve blood sugar levels.

Puzzle #10

```
Z W Z T R X I L X I J U Z Q Z
R G B K D M S H F W S Y U D P
D J A S P V A M J O M M C H W
O S L R T U M Y R A B D L T S
E N O Z M N U R E A O I H K T
D V Y O R F Z R O M F P M O P
E Y D E L I C I O U S A A D I
Z C A O Y F H I U G T U T A F
G W X H V F B Q I T B A E C O
N X B N Z R I Q F R I M C O W
B R T F G I U L V U D E V V Y
B X E Z L M I T M J J A M A Z
W G M B B B F H S M W W L D B J
X H H D Q R M T I Z P Z Y Y
T A H W X I O V C O D O L Z Z
```

avocado creamy delicious

fat improve meal

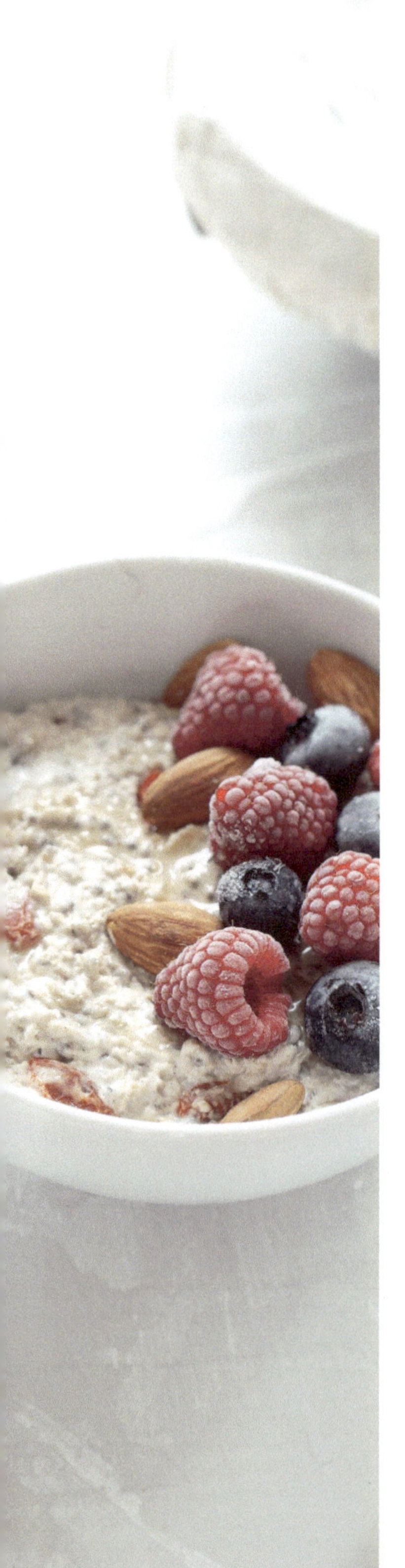

Oats and oat bran

ncluding oats and oat bran in your diet have been found to help improve your blood sugar levels in some cases due to their high content of soluble fiber, which has shown to have significant blood-sugar-reducing properties.

Puzzle #11

```
S X M K D Y I Q S R T Y F R P
I M T L D V M R V O T P W U P
G D M V N D I B C E L S O K X
N U R Q Z W O Z I P P U K H G
I I D S U I M D R G M D B A H
F A B E G G T O B L O O D L T
I C X Q A X P Q H V C K T Q E
C Q X P W E T A H H W Q A J R
A J X C R I R D N U M T O F Q
N E E T F L A J D S Y A Y T E
T B I E Y R K C N Z J Y R J S
C E Z F R M X X X O O K C E T Q
S K E U E T T F S Z I Z X X Q
S R E N A W G E P I I H D S J
C K U K P Q P G C R N J I C Z
```

blood diet oat

properties significant soluble

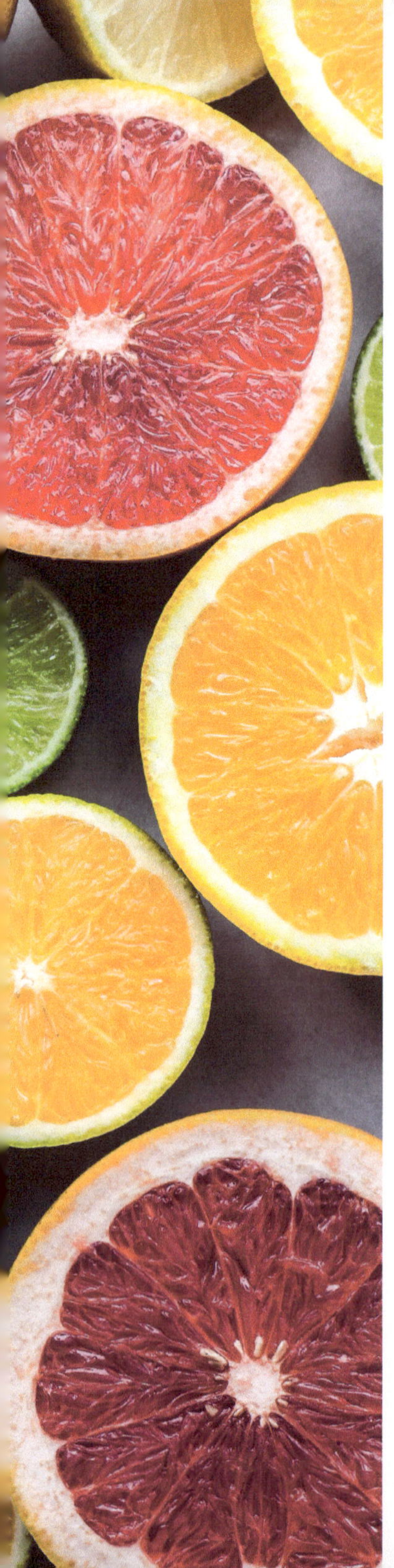

Citrus fruits

Citrus fruits such as oranges and grapefruit are packed with fiber and contain plant compounds like naringenin, a polyphenol which has powerful antidiabetic properties.

Puzzle #12

```
I K D L W O L V O N S G L Q B
B I V B T N S B I C M S Y B Y
R V G E N O G N T F Q S Z W V
U Z R H X Q E Z D Q R L F J E
T B V R W G J W R X T T Q R O
E I E G N A R O X C K I Z A U
V M U I P O L Y P H E N O L A
L W R R H O J I P Y T K E C B
U A N F F C Q J A O M E S C T
N N U N M E B B A N W O I C N
F B E E O T P X V J L T K R A
J P Q D P U U A I J R Y E K L
D D N U H J J T R U C W G F P
I F L P S Q F E S G D R Y D Y
H X I S P P N I D A N S H U V
```

citrus grapefruit naringenin

orange plant polyphenol

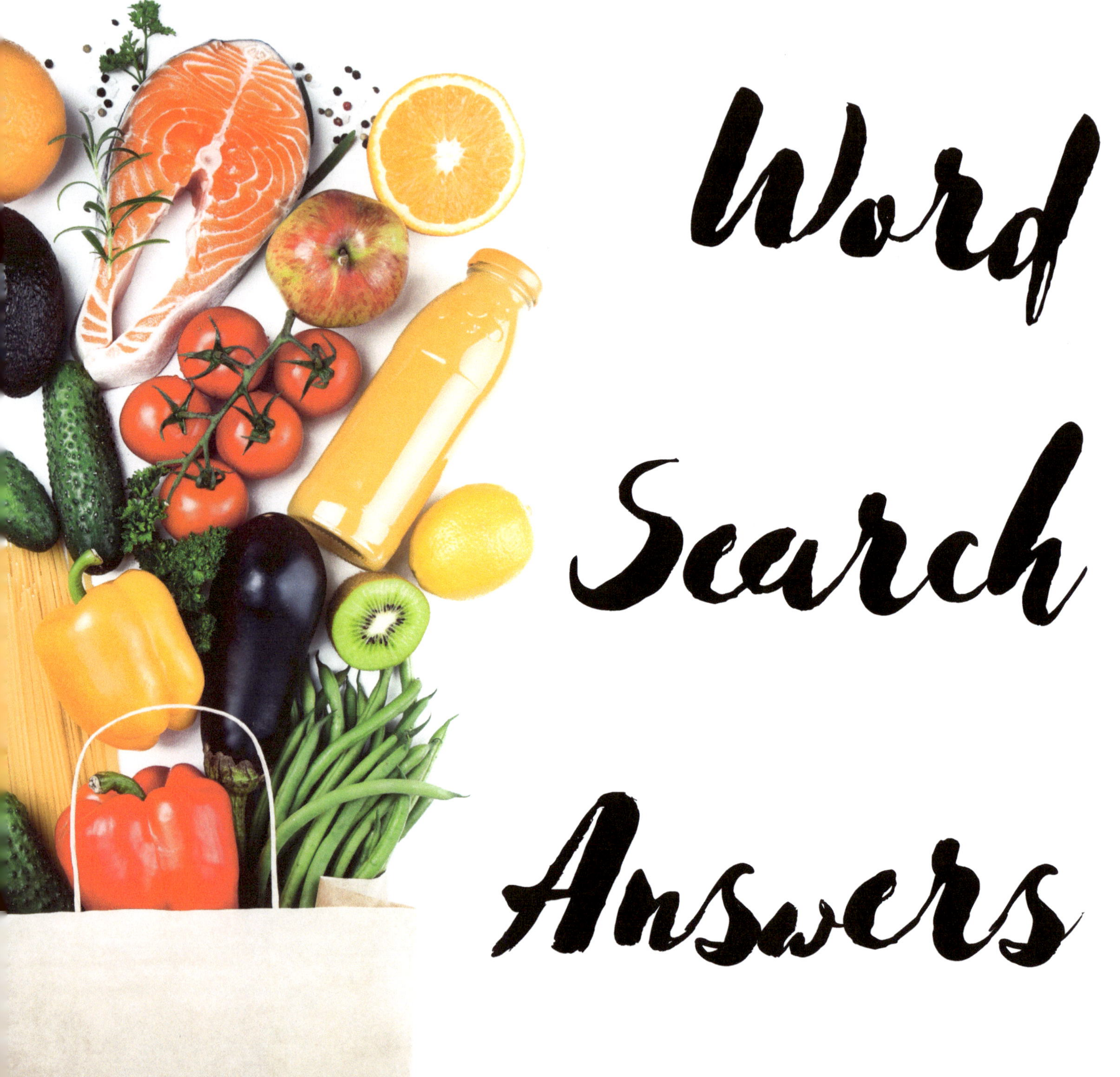
Word
Search
Answers

Puzzle #1

Puzzle #2

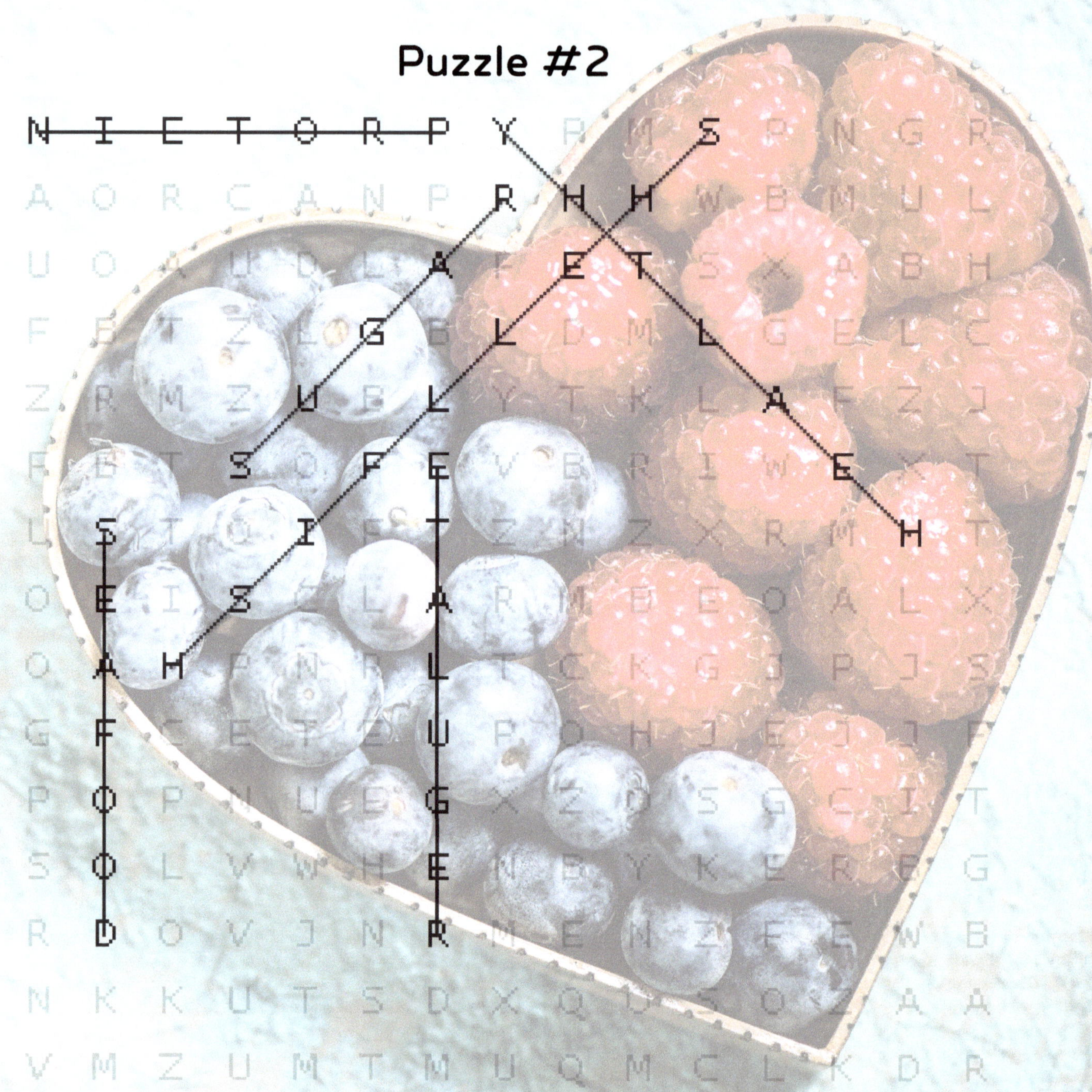

Puzzle #3

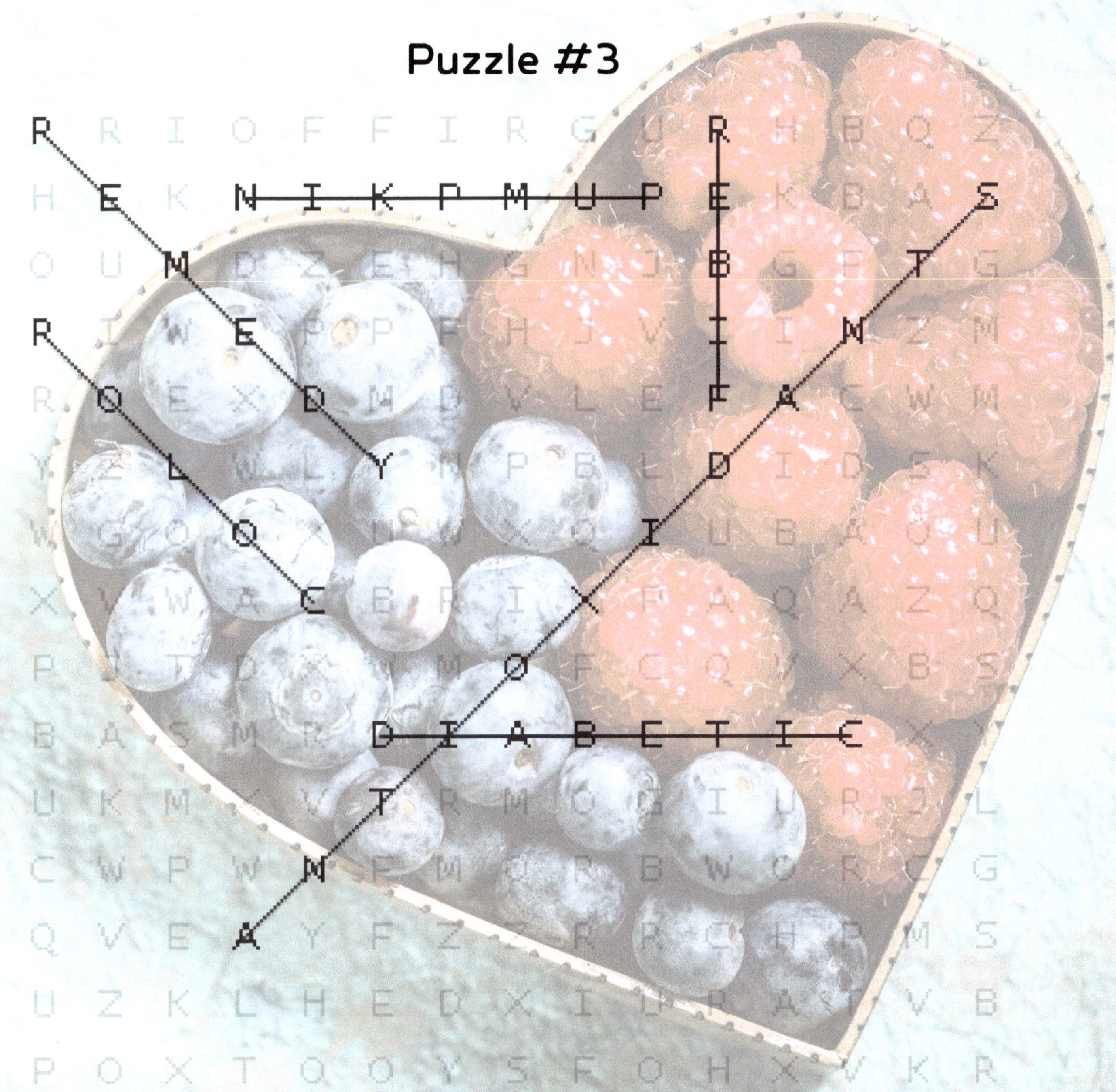

Puzzle #4

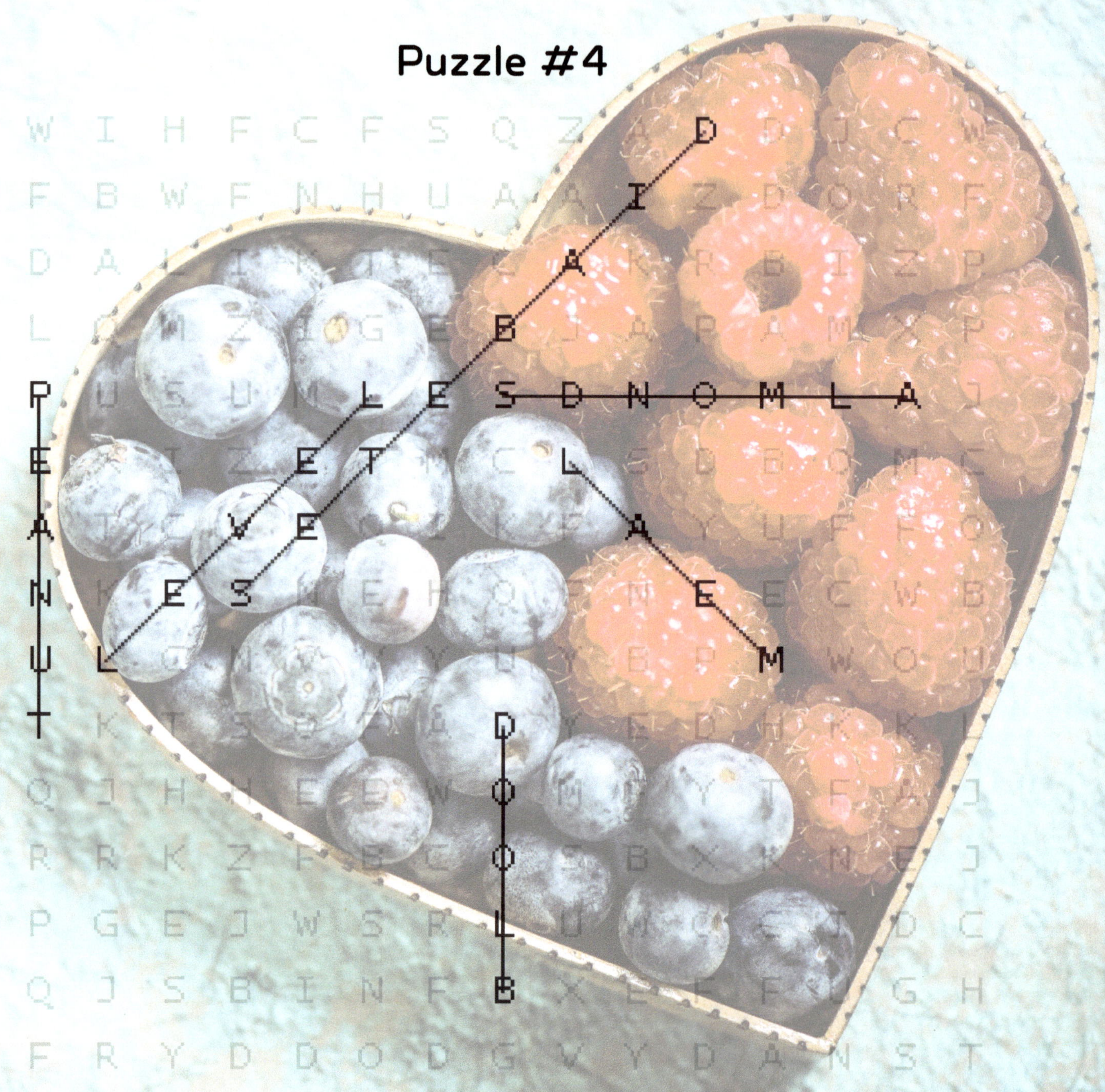

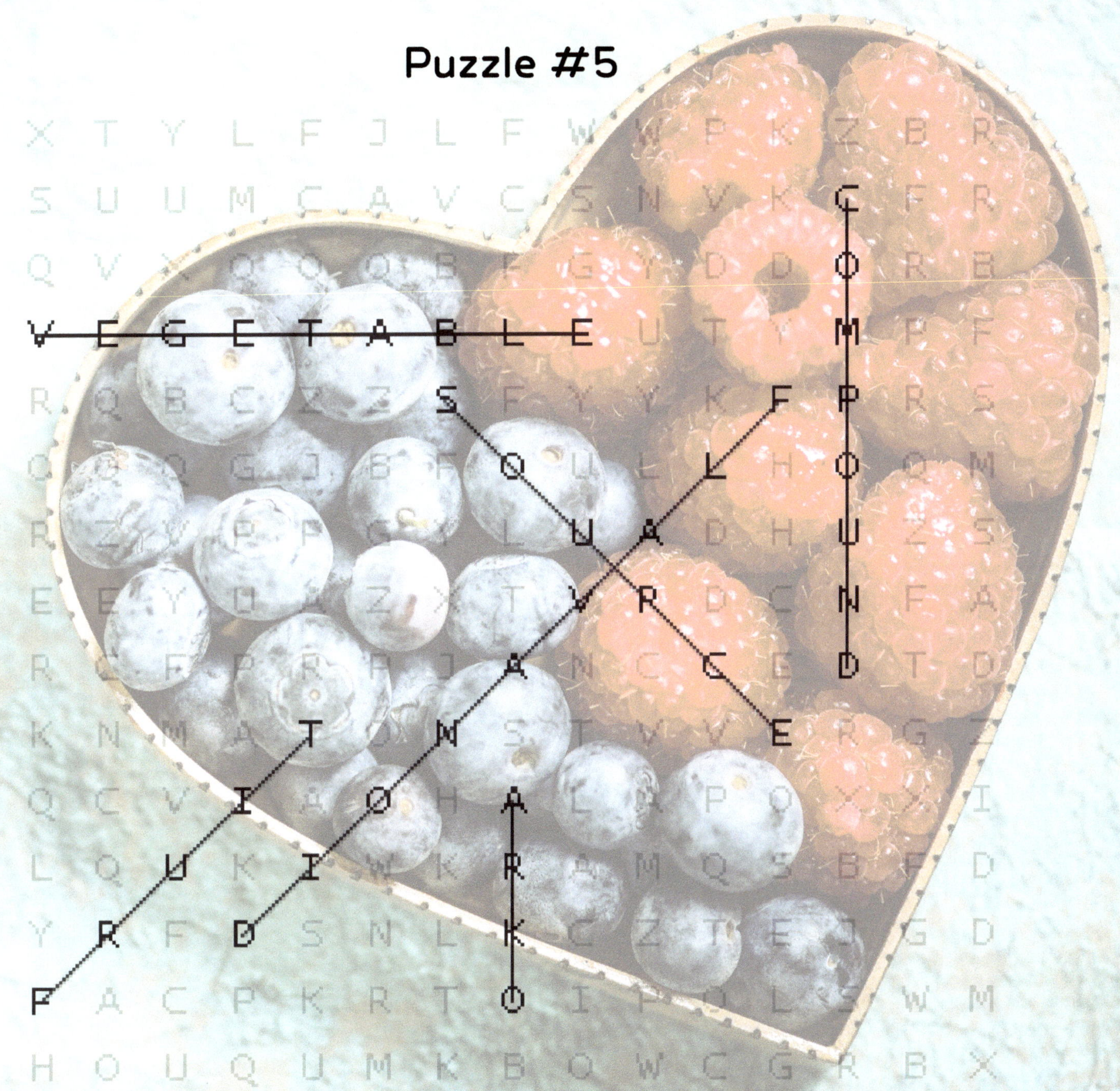

Puzzle #6

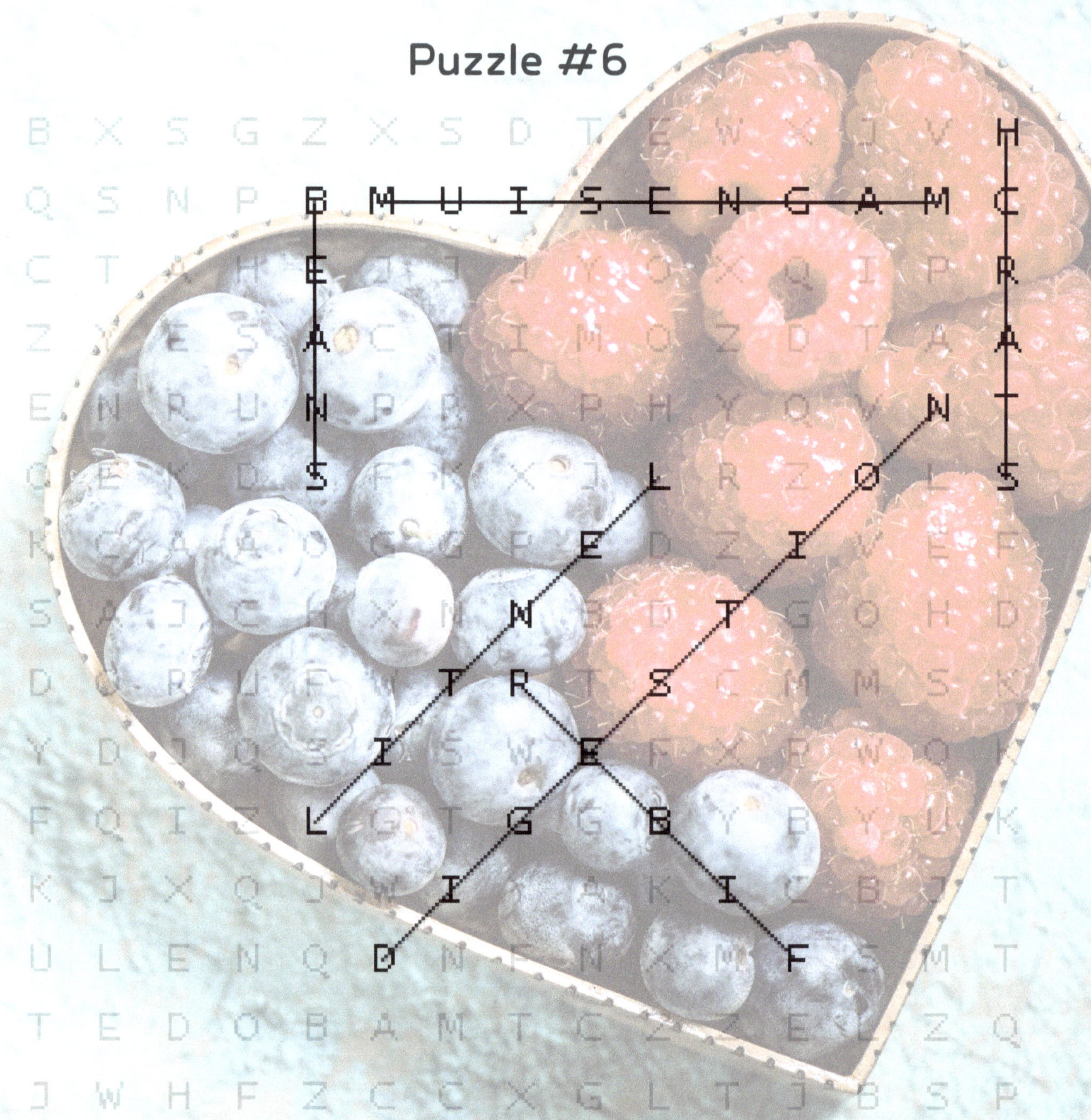

Puzzle #7

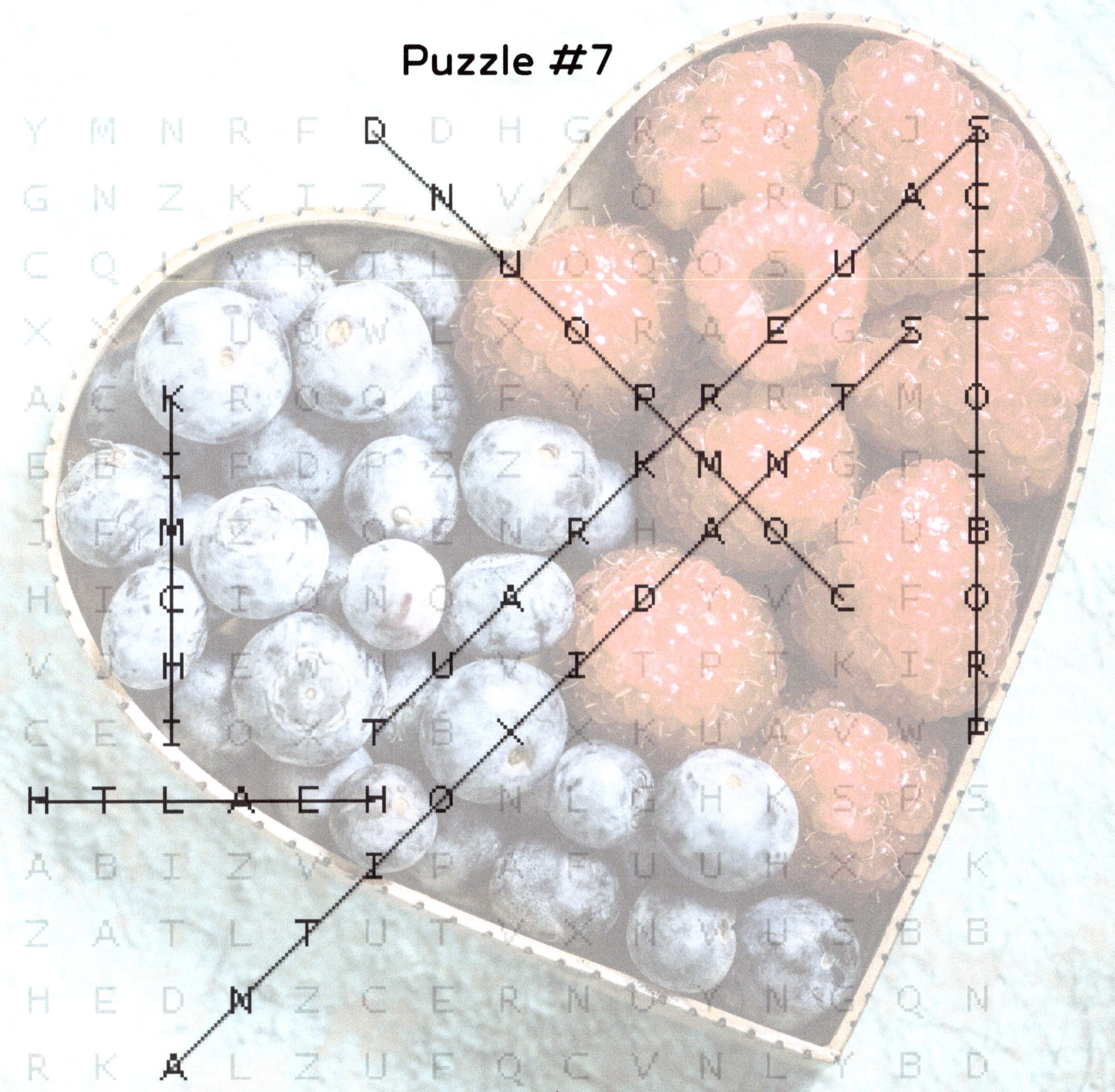

Puzzle #8

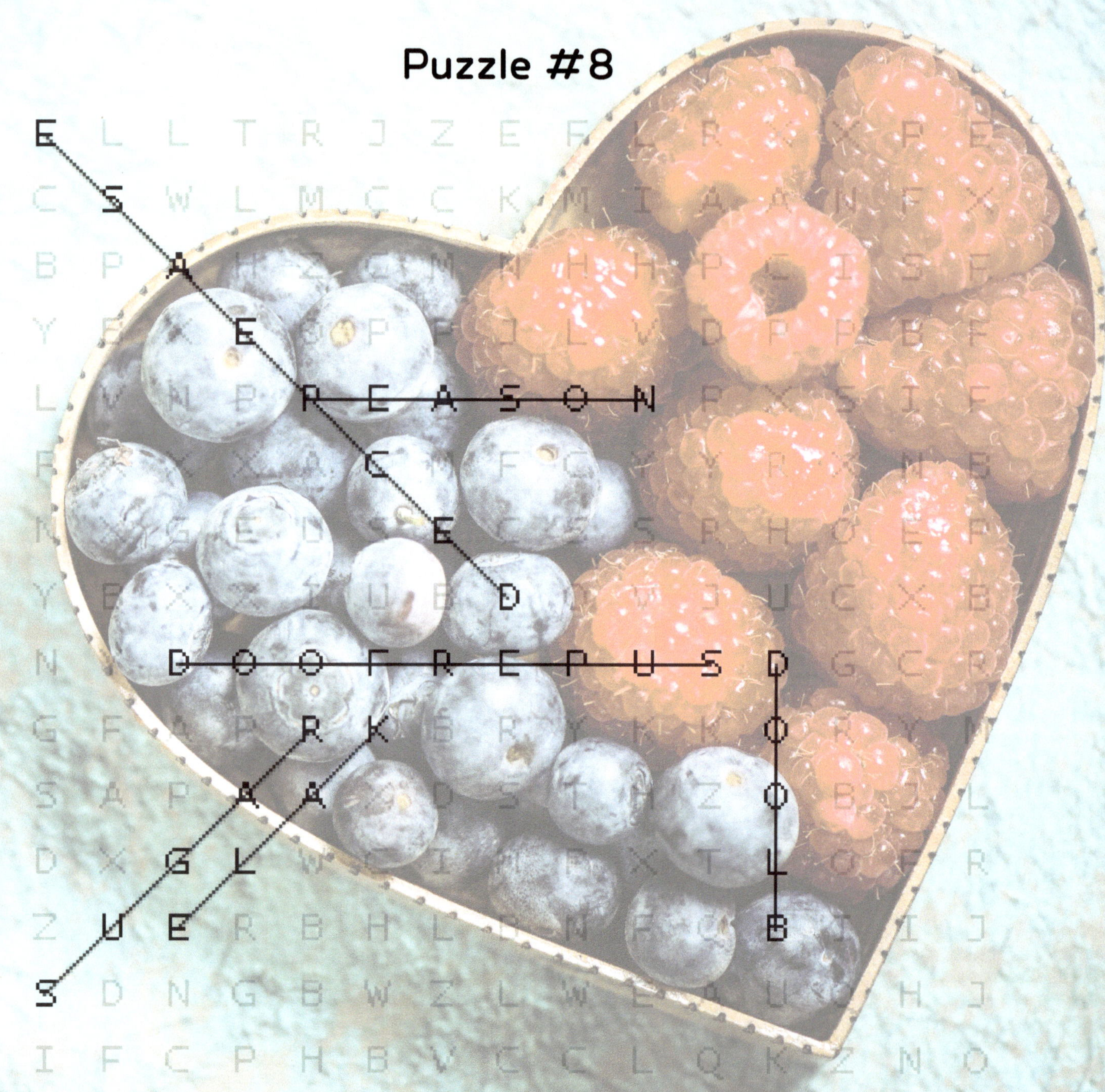

Puzzle #9

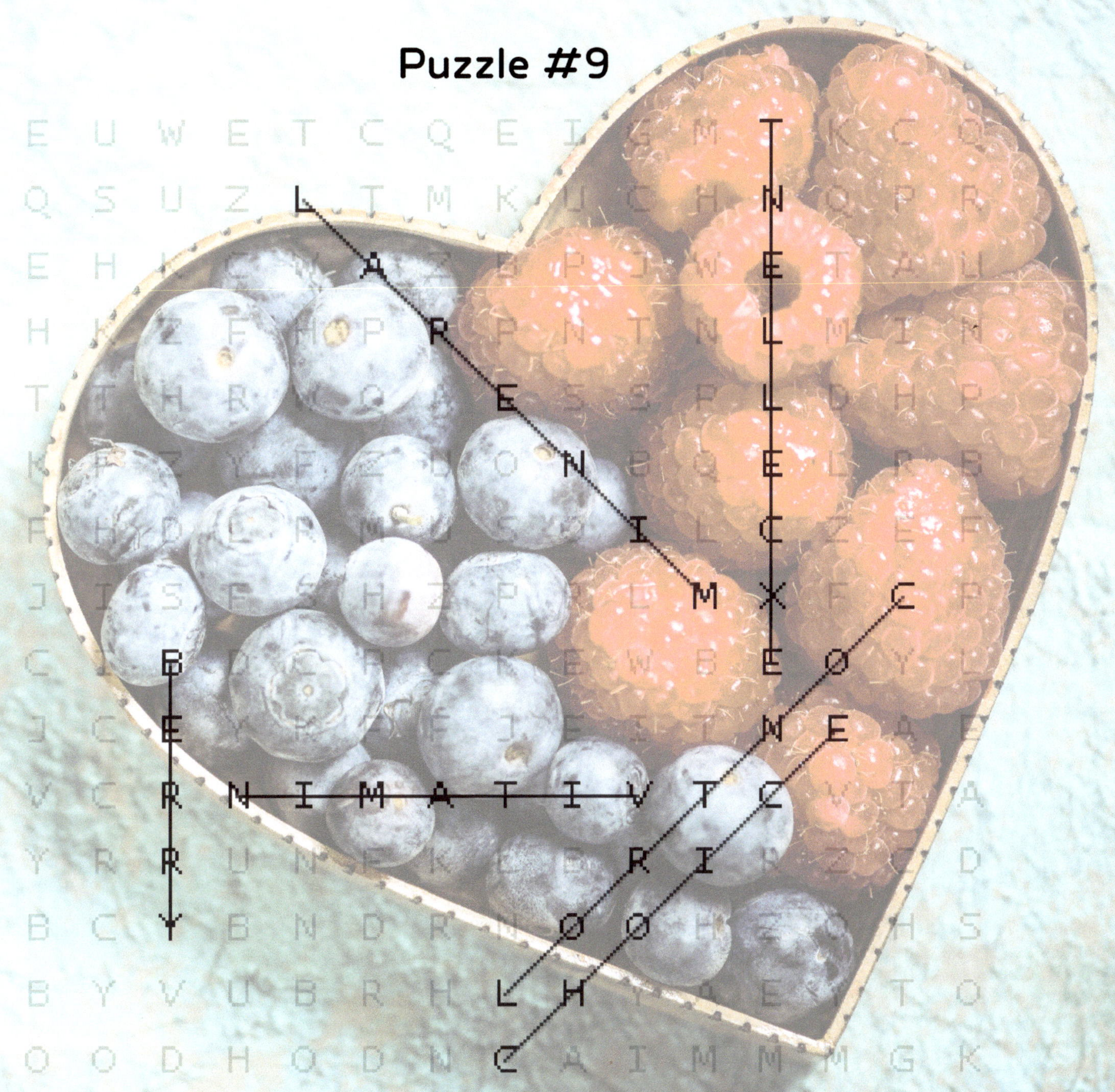

Puzzle #10

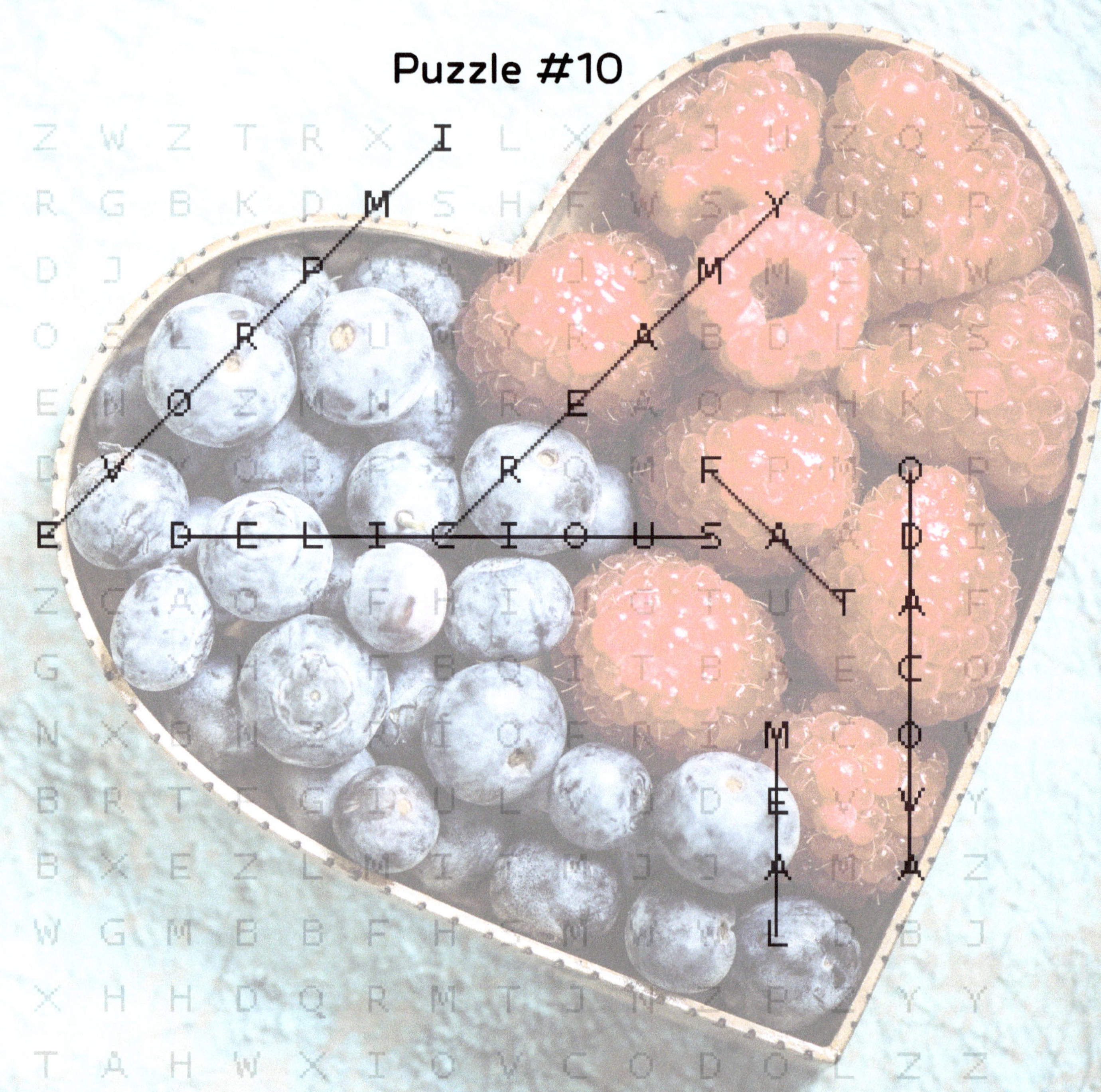

Puzzle #11

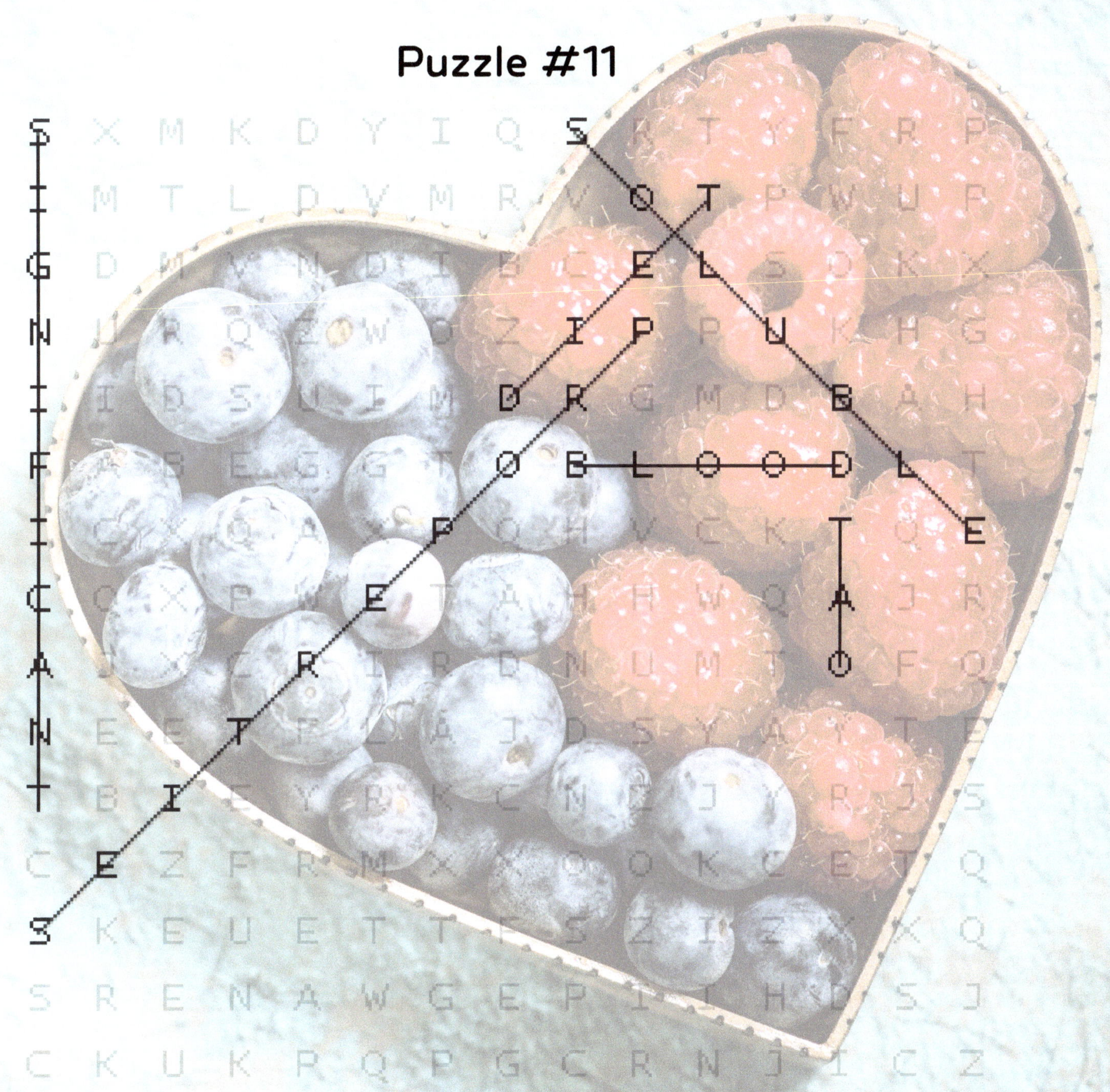

Puzzle #12